DES ACCIDENTS

PRODUITS PAR LES

ASCARIDES LOMBRICOÏDES

ET LES

OXYURES VERMICULAIRES

PAR

Paul FIDELIN

Docteur en Médecine de la Faculté de Paris.

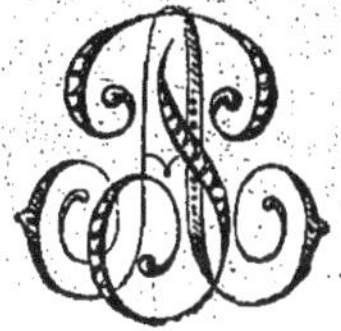

PARIS

IMPRIMERIE DE A. PARENT

IMPRIMEUR DE LA FACULTÉ DE MÉDECINE,

rue Monsieur-le-Prince, 31.

1873

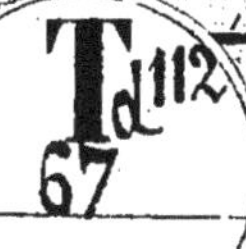

DES ACCIDENTS

PRODUITS PAR LES

ASCARIDES LOMBRICOÏDES

ET LES

OXYURES VERMICULAIRES

PAR

Paul FIDELIN

Docteur en Médecine de la Faculté de Paris

PARIS

IMPRIMERIE DE A. PARENT

IMPRIMEUR DE LA FACULTÉ DE MÉDECINE,

rue Monsieur-le-Prince, 31.

—

1873

DES ACCIDENTS

PRODUITS PAR

LES ASCARIDES LOMBRICOÏDES

ET LES

OXYURES VERMICULAIRES

Dans la pathologie de l'enfance et même dans celle de l'âge adulte, les helminthes ont joué, pendant longtemps, le rôle le plus important. Les maladies les plus diverses ont été attribuées à la présence de ces animaux, et les anciens auteurs en ont rapporté un grand nombre d'exemples. Les vers se multipliaient chaque jour sous les yeux des observateurs : on assura en avoir rencontré dans toutes les parties du corps humain, et on leur donna des noms tirés des lieux qu'ils étaient censés habiter : on admit des variétés de vers encéphaliques, auriculaires, dentaires, cardiaires, sanguins, musculaires, vénériens, etc.... Quelques-uns ont décrit des épidémies vermineuses : c'est ainsi qu'ont été classées les maladies qui ont régné épidémiquement au xvi° siècle, en Italie et en Savoie ; au xvii° siècle, au siége de Hanau, en Bresse, en Danemark ; en Hollande, de 1760 jusqu'en 1763 (van den Bosch). Au xviii° siècle, toute maladie accompagnée de vers était une affection vermineuse ; aussi trouve-t-on, à cette époque, des épidémies plus ou moins meurtrières qui ont envahi diverses provinces de France, et qui furent attribuées à la présence des vers.

Les principaux faits de ce genre se présentent avec tant de détails, ont été observés par des hommes si dignes de foi, enfin le traitement anthelminthique a joué, dans ces cas, un rôle si considérable, que la science doit en admettre l'authenticité : mentionnons surtout l'épidémie de fièvre putride vermineuse observée au Gros-Theil, dans le Roumois, par Lepecq de la Clôture, médecin normand (1769), et la plus célèbre de toutes, celle qui a régné à Gœttingen, durant les années 1760 et 1761, et dont la relation nous a été laissée par Rœderer et Wagler.

Les découvertes modernes en anatomie pathologique et en histoire naturelle ont débarrassé la science de beaucoup d'exagérations ; si elles ont confirmé l'existence d'helminthes dans certaines parties du corps humain, et démontré la possibilité d'épidémies qu'on peut appeler, à bon droit, vermineuses, elles ont permis de reconnaître que souvent la présence des vers n'était qu'une complication ou une simple coïncidence, et que, dans un certain nombre de cas, ce que des au-

teurs et des sociétés savantes avaient admis
comme des vers du corps humain, n'était que
des substances appartenant à la classe des pseu-
do-helminthes de Bremser, dont l'ouvrage de
Bréra renferme un catalogue complet. Depuis,
van Beneden, dans un mémoire couronné en
1854 par l'Institut, fécondant et généralisant
quelques aperçus épars dans la science, est parvenu à relier en un seul corps de doctrine cette
vérité, qu'une multitude d'espèces considérées et
étudiées jusqu'ici séparément, ne sont que des
formes transitoires et accidentelles du développement ou de la caducité de certaines espèces
déterminées.

Les relations fabuleuses de certains auteurs,
leurs observations et leurs notions peu précises,
avaient fait tomber la plupart des modernes dans
un scepticisme qui avait pu les conduire jusqu'à
rayer les affections vermineuses du cadre nosologique. Ainsi Rudolphi, Bréra, Bremser, qui se
sont spécialement occupés de ces maladies, pen-
sent qu'il ne faut pas attacher une trop grande
importance aux helminthes quand il s'agit de
déterminer la cause d'une maladie. Cette opinion
a malheureusement longtemps enrayé les pro-
grès de la science, et, malgré les observations
et les travaux sérieux d'un bon nombre d'auteurs, la pathologie de ces affections était encore
peu avancée, lorsque l'ouvrage de M. Davaine
est venu réunir toutes les relations éparses dans
différents recueils, les contrôler, les comparer,

et faire sentir toute l'importance qu'il faut attacher à ce sujet.

Est-il conforme à la raison de nier l'existence des maladies vermineuses? Peut-on croire que les helminthes, loin d'être nuisibles à l'homme, se trouvent, au contraire, servir à la nutrition en débarrassant l'organisme de matières non assimilables? Peut-on avancer, avec les auteurs du *Compendium*, que si les vers sont une complication fâcheuse qui exaspère les symptômes, ils n'en sont jamais la cause? Peut-on écrire, avec l'optimiste Goeze, que tous les êtres créés ont été créés pour l'homme, que tous ont une utilité directe ou indirecte relative à l'homme, voire les helminthes? Est-il permis de penser, avec M. Lombard, que les maladies produites par les vers, même par le tænia, n'existent pas, à moins qu'on ne veuille faire entrer l'helminthomanie dans le cadre nosologique?

Cet auteur se vante de n'avoir pas, dans un espace de 40 ans, administré un seul vermifuge, car il pense, comme Browne, qu'on a des vers, parce qu'on est malade, et non qu'on est malade parce qu'on a des vers.

Il est vrai qu'on leur a attribué des maladies auxquelles ils sont étrangers, que souvent leur présence en quantité plus ou moins grande dans l'économie est compatible avec l'état de santé; mais, d'un autre côté, il est devenu impossible, à moins de repousser l'évidence, de méconnaître que les helminthes donnent lieu à des phénomènes très-variés et parfois même assez graves pour entraîner la mort.

Peut-on refuser aux vers ce qu'on accorde aux fèces? Tous les auteurs ne reconnaissent-ils pas que l'accumulation des matières fécales dans la constipation opiniâtre produit différents accidents sympathiques (congestion, céphalalgie, éblouissements, paralysie, etc.)? Si l'on nie l'existence des affections vermineuses, comment expliquer, dans certaines maladies, la cessation subite de tous les accidents graves dès qu'on parvient à débarrasser l'économie des helminthes?

Si les maladies vermineuses sont rares à Paris, elles sont fréquentes à la campagne : on peut dire, d'une manière générale, qu'un grand nombre des habitants ont eu, pendant leur vie, des accidents plus ou moins graves causés par les entozoaires; que la plupart des maladies y subissent cette complication. Cette fréquence peut s'expliquer par la réunion des causes prédisposantes, au moins pour le développement du plus grand nombre d'espèces (usage des fruits, des légumes, du lait, d'eau non filtrée, dans laquelle peuvent se trouver des œufs d'helminthes, particulièrement des œufs d'ascarides lombricoïdes, et, pour la contrée où j'ai eu l'occasion d'observer un certain nombre de cas, constitution lymphatique).

Les observations que j'y ai pu recueillir ne portent que sur les ascarides lombricoïdes et les oxyures vermiculaires : je les ai rapprochées de celles que j'ai trouvées dans les auteurs. C'est d'après l'ordre de fréquence que j'ai rangé les accidents dus à la présence de ces helminthes.

Anatomie de l'ascaride lombricoïde et de l'oxyure vermiculaire

Ascaride lombricoïde. — Sa taille varie, suivant le sexe, de 10 à 30 centimètres : le rapport de la longueur à la largeur est environ de 1 à 50 : l'ouverture buccale présente trois valves saillantes bien visibles : l'ouverture anale est placée avant la terminaison du corps.

Le mâle, plus petit que la femelle est un peu courbé en arrière sur sa partie ventrale qui est aplatie : l'ouverture où débouche l'anus donne en même temps passage à deux spicules cornés de 1 à 2 millimètres de long : la femelle est simplement atténuée en arrière, la vulve s'ouvre vers le tiers antérieur. En ce point existe sur une longueur de quelques millimètres, un léger rétrécissement qui pourrait toutefois manquer dans un grand nombre de cas. Les œufs, longs de 0^m, 075, larges de 0^m, 058, sont arrondis et entourés d'une matière albumineuse teintée par les sucs intestinaux :cette enveloppe leur donne un aspect bosselé.

On suppose que le développement se fait à l'extérieur et que les embryons sont avalés avec avec les boissons, mais la preuve directe n'a pas encore été donnée.

C'est le plus commun des vers intestinaux de l'homme : il habite non-seulement dans l'intestin grêle, mais on le voit parfois remonter dans l'estomac, l'œsophage, la bouche, les narines, descendre dans le gros intestin : on l'a de plus rencontré à l'état erratique dans une multitude d'organes.

Oxyure vermiculaire. — C'est l'un des plus petits vers de l'homme, mais aussi l'un de ceux qui causent le plus de désordres appréciables. Il est long de 2 à 3 millimètres pour les mâles, long de 9 à 10 millimètres sur une largeur de 5 mil. pour les femelles : les premiers sont obtus postérieurement et tournés en spirale, les secondes sont atténuées en pointe et droites. La tête porte un bourrelet transparent : la bouche présente trois nodules. L'œsophage est court ; après lui vient une dilatation stomacale suivie d'un intestin qui se renfle à la partie postérieure du corps en une ampoule rectale. La vulve se trouve vers le quart antérieur du corps et conduit dans un vagin court et qui paraît d'autant plus étroit que les utérus sont énormément dilatés : les ovaires sout aussi remarquablement peu allongés. La coque des œufs est lisse ; ils ne sont pas symétriques; l'un des côtés présente un aplatissement.

On rencontre les oxyures dans la partie tout à fait terminale du tube digestif : il est douteux qu'on les ait observés dans l'estomac (Bréra,

Franck) ; à l'état erratique, ils ne sont malheureusement pas rares dans les parties avoisinant l'anus.

PATHOLOGIE.

Abcès vermineux. — D'après les auteurs, les abcès vermineux peuvent se rencontrer partout ; mais le siége le plus ordinaire est l'abdomen et surtout la région inguinale, beaucoup plus souvent à droite qu'à gauche. On les a rencontrés aussi le long de la ligne blanche, au bas-ventre, au périnée, dans les régions sacrée et lombaire, dans les hypochondres, dans la paroi thoracique, etc., dans le foie, comme dans le cas de Tonnelé qui trouva des lombrics dans trois abcès du foie communiquant entre eux mais non avec les canaux biliaires.

Parmi ces abcès, les uns, stercoraux, communiquent avec les intestins, les autres, non stercoraux, en sont isolés : la fréquence est à peu près la même.

Toutes ces affections reconnaissent pour cause une perforation intestinale plus ou moins récente. Cette dernière question a été l'objet de nombreuses contestations, et la plupart des auteurs crurent d'abord que la perforation était impossible, que les helminthes ne pouvaient sortir des intestins qu'autant qu'il y avait une ulcération primitive. M. Mondière, dans un mémoire publié dans le journal l'*Expérience*, juin 1838, sur les perforations intestinales, s'appuyant sur l'autorité de Blainville, soutint que la perforation avait souvent lieu par le fait même des vers, et inventa une théorie ingénieuse pour l'expliquer. Bientôt elle sembla confirmée par une observation de M. Charcellay, publiée dans le recueil de la Société d'Indre-et-Loire, et par M. Van der Berghe à la Société de médecine d'Anvers. Le doute ne parut plus permis, après les travaux de M. Guersant, qui, en faisant l'autopsie de deux enfants morts rapidement, le premier, d'une broncho-pneumonie adynamique, le deuxième, d'une péritonite aiguë, eut l'occasion de prendre les vers sur le fait. Dans le premier cas, deux lombrics étaient en partie engagés à moitié dans l'appendice iléo-cæcal, à moitié dans le péritoine : trois autres déjà sortis étaient arrivés entre les deux feuillets du grand épiploon par l'hiatus de Winslow sans perforer les membranes et sans déterminer d'inflammation. Ce qui sembla le plus remarquable, fut la promptitude avec laquelle disparaissait toute trace d'ouverture, et la possibilité du séjour des entozoaires dans la cavité péritonéale sans déterminer immédiatement une inflammation violente. On trouve dans les auteurs un assez grand nombre d'observations qui paraissent mettre ce fait hors de doute ; mais M. Davaine, après avoir comparé un grand nombre d'observations, croit pouvoir conclure que les ascarides lombricoïdes ne perforent pas les parois saines de l'intestin, soit en les dilacérant, soit en écartant les parois saines qui les constituent, soit en les ulcérant par leur contact prolongé : il ne se refuse pas à admettre que dans un intestin ramolli, aminci, ou profondément ulcéré, la pression de la tête d'un ascaride ne puisse opérer la déchirure et la perforation des parois.

Les abcès vermineux se terminent ordinairement par la guérison. On a peine à comprendre comment une fistule stercorale, habituellement si rebelle, disparaît d'elle même quand elle reconnaît pour cause un abcès stercoral vermineux : Dans aucune des observations, il n'est question d'opération faite pour guérir la fistule. Dès que le malade ne rendait plus de vers, les bords de la plaie se rapprochaient, et la guérison arrivait d'elle-même dans un espace de temps n'allant pas au delà de deux mois.

Pour le diagnostic de ces abcès, un symptôme peut être considéré comme carctéristique, c'est un certain frémissement particulier analogue au frémissement hydatique. Ce symptôme a été confirmé par M. Mondière. Il manque dans la plupart des cas.. Comme limite des âges, j'ai rencontré 2 ans, observés par M. Chailly, et 60 ans, par M. Denarié.

La plupart de ces accidents ont été dus à des lombrics.

Observation d'abcès vermineux dans la région inguinale gauche.

Le nommé X..., cultivateur, âgé de 24 ans, d'une constitution lymphatique, présentait depuis un mois, à 2 cent. environ au-dessus du pli inguinal gauche, une petite tumeur qu

était progressivement arrivée à la grosseur d'un œuf de pigeon.
Ce malade avait eu plusieurs fois des adénites inguinales à la
suite d'écorchures aux pieds ; il y avait chez lui une tendance
très-remarquable à ce genre d'accidents, et il avait pris l'ha-
bitude de se traiter lui-même quand la souffrance devenait trop
vive pour lui permettre de travailler ; il gardait le repos.
quelques jours et appliquait des cataplasmes émollients. C'est
ce qu'il fit, dans le cas dont il s'agit, en voyant une petite
grosseur à peu près à l'endroit habituel, bien qu'il n'eût pas
remarqué que son pied portât trace d'écorchure : la douleur
était d'ailleurs, moins vive qu'à l'ordinaire. Au bout d'un mois,
voyant que cette grosseur augmentait toujours, que la peau
changeait de couleur et devenait brunâtre, il se décida a faire
appeler le médecin. Je trouvai, à 2 cent. au-dessus du pli
inguinal, une petite tumeur du volume d'un œuf de pigeon,
mollasse, fluctuante, peu sensible, sauf à la pression : la paroi
abdominale était extrêmement amincie et commençait à se
sphacéler.

La détermination précise du siége de la tumeur écartait
l'idée d'un ganglion suppuré ; ayant écarté aussi la possibilité
de l'existence d'une hernie, je me décidai à faire avec le bis-
touri une ponction à l'endroit où la peau était le plus amincie ;
il sortit environ un demi-verre à Bordeaux d'un pus séreux,
contenant quelques flocons et ne présentant aucune odeur particulière. Comme j'exerçais une légère pression, je vis s'engager
dant l'ouverture un corps allongé dont je ne m'expliquai pas
d'abord la nature ; je le saisi s avec la pince à pansements, et
tirant doucement je ramenai un lombric de treize centimètres,
mort. Je crus alors pouvoir agrandir l'ouverture pour consta-
ter s'il n'y en avait pas d'autres et livrer au pus un passage
plus facile ; puis j'appliquai un pansement simple. Quinze
jours après, la plaie était complètement cicatrisée.

Convulsions. — On les a vues dans certains cas
compliquer d'autres accidents vermineux. Dans
quelques observations, les convulsions avaient
pris le caractère intermittent, et chaque accès en

général était suivi de l'expulsion d'ascarides ou d'oxyures. Ces convulsions sont plus souvent occasionnées par des lombrics que par des oxyures : elles sont plus fréquentes dans la première enfance que dans l'âge adulte : cependant on les a rencontrées entre 18 mois et 45 ans. La mort a eu lieu à peu près un nombre égal de fois dans les convulsions accompagnant d'autres maladies, et dans les convulsions simples.

Quoique je n'aie trouvé dans les auteurs qu'un nombre relativement restreint d'observations, je regarde les convulsions comme les plus fréquents de tous les accidents que peuvent sympathiquement produire les vers. On rencontre souvent des convulsions qui ne reconnaissent pas d'autres causes. En général, elles ont peu de durée, peu de gravité. La terminaison est presque constamment heureuse. C'est précisément à cause de ce peu de gravité que la plupart des médecins ne sauraient dire le nombre exact des cas dont ils ont été témoins : il n'y a eu évidemment de publiés que ceux dans lesquels il s'est présenté quelque particularité.

Observations de convulsions vermineuses.

Obs. I. — Au mois d'août dernier, je fus appelé pour voir l'enfant ....., âgé de 8 huit ans; je le trouvai couché sur le dos; les bras et les jambes étaient agités d'un mouvement continuel, les yeux convulsés, les pouces fléchis dans la paume des mains et recouverts par les autres doigts. On ne pouvait lui faire avaler une cuillerée d'eau sans qu'il s'engouât.

J'interrogeai les parents; ils m'apprirent que tous les mois

environ l'enfant rendait des vers, mais qu'il n'en avait pas
rendu depuis plus de deux mois ; c'était pendant son sommeil
qu'il avait été pris de ces crises; elles duraient en moyenne
vingt minutes, et étaient séparées par un repos d'une demi-
heure environ. Je fais administrer un gramme de calomel en
dix paquets, un toutes les heures, puis un lavement purgatif. .

L'enfant rendit un paquet de vers lombricaux, et les accidents disparurent pour ne plus se renouveler.

Obs. II. — Analogue à la première ; elle en diffère en ceci
que chez le malade, âgé de 12 ans, les accidents se sont renou-
velés tous les mois pendant quatre mois et n'ont cédé qu'à un
traitement anthelminthique très-énergique.

Obs. III. (communiquée) — Le 8 août, l'enfant ....., âgé
de 11 ans, revient de l'école, se plaignant d'un violent mal
de tête. Arrivé chez lui, il resta assoupi pendant près d'une
heure, puis il fut pris tout à coup de grincements de dents
et de mouvements convulsifs tellement violents que l'on avait
peine à le contenir.

M. X... demandé, fit appliquer quatre sangsues derrière les
oreilles, et donna une potion calmante.

M. Z..., arrivé plus tard, crut trouver tous les signes d'une
méningite ; il fit appliquer huit sangsues à l'anus, sinapismes
aux jambes, lavements purgatifs, un centigramme de calomel
toutes les heures. A dix heures du soir il y avait quatre heures
que les convulsions duraient; l'enfant n'avait pas repris un
seul instant connaissance : le pouls était petit, irrégulier.

Le lendemain matin, l'enfant n'ayant pas repris connaissance,
le Dr Z..., prescrit 0 gr. 12 de calomel en 12 paquets, un vé-
sicatoire à la nuque, sinapismes aux jambes. A onze heures je
suis appelé et trouve l'état suivant :

Face sans contraction et sans expression ; pouls bien développé à 80 pulsations, aucune raideur dans les membres: de
temps en temps, des cris plaintifs ne ressemblant nullement
aux cris dits encéphaliques. Mouvements continus dans les
membres inférieurs, mais sans raideur, pas de connaissance ;
l'enfant ne répond pas, les yeux sont fermés. J'interroge les
parents; la santé était bonne avant ces accidents, l'appétit

régulier; l'enfant n'a jamais rendu de vers. Je fais pourtant administrer 2 gr. de semen-contra, puis un lavement purgatif; l'enfant rend pendant la nuit, en trois selles, deux lombrics et une grande quantité d'oxyures vermiculaires.

Le 10. Il a repris connaissance; pas d'autres douleurs que celle des vésicatoires: pouls à 80; 4 gr. de semen-contra; on obtient quatre selles contenant toujours des vers.

Le 11. Amélioration sensible; pleine connaissance; pouls à 70; 4 gr. de semen-contra, deux soupes au lait.

Le 12. L'enfant va mieux encore.

Le 13. On peut le considérer comme guéri.

Affections pseudo-cérébrales. Méningites. Encéphalites. Hydrocéphalies. Congestions cérébrales. — La grande obscurité qui a régné jusque dans ces derniers temps sur le diagnostic des affections cérébrales, et le peu de développements donnés par les auteurs me forcent de réunir sous un même titre toutes ces affections que j'appellerai pseudo-cérébrales. J'ai rassemblé sous ce titre 8 méningites aiguës, 2 congestions cérébrales, 1 hydrocéphalie, 1 cas de coma succédant à des convulsions, et 3 affections comateuses rapportées dans le mémoire de M. Mondière qui, ne voyant pas dans le coma un des symptômes de l'affection cérébrale, le regarde comme une névrose, abstraction faite de toute lésion du cerveau. Sur ces 15 observations, il y a eu 5 morts; l'autopsie a été faite : on n'a rencontré aucune trace d'inflammation soit du cerveau, soit des méninges; la présence d'ascarides lombricoïdes dans le tube digestif a seule pu rendre compte des accidents.

J'ai observé au mois de décembre 1869, une affection vermineuse qui présentait tous les caractères d'une méningite. Un
garçon de 12 ans fut pris tout à coup d'une céphalalgie intense
qui lui arrachait des cris, et qui fut bientôt suivie de délire,
puis d'un état de prostration extrême ; la pupille était très-con-
tractée ; la vision semblait abolie, le pouls était fréquent, dur
et résistant. Les révulsifs auxquels j'eus d'abord recours parurent exaspérer encore le mal ; le calomel donné comme purgatif
provoqua l'expulsion de quatre lombrics ; dès lors les vermifuges me parurent indiqués et après la sortie de vingt-neuf
lombrics de différentes longueurs, tous les symptômes se dis-
sipèrent.

Toutes ces affections ont été produites par des
lombrics chez des enfants de 3 à 14 ans.

Chorée. — Quoique Blache, dans le *Dictionnaire
de médecine* en 30 volumes, ait soutenu que la
chorée ne pouvait être produite par les vers,
parce qu'aucun de ses malades n'en avait rendu,
je pense que la présence des helminthes peut déterminer cette affection. Dans deux cas que j'ai
observés, cette maladie m'a paru ne pas tenir à
d'autres causes.

Une jeune fille de 12 ans, jusqu'alors bien portante, fut
prise de mouvements irréguliers dans le bras gauche ; les parents y prêtèrent d'abord peu d'attention, mais bientôt les
muscles de la face offrant la même mobilité, et la chorée deve-
nant générale, ils se virent forcés d'appeler le médecin. Les
mouvements involontaires étaient alors tellement prononcés
qu'il était impossible à l'enfant de marcher ou de manger seule.
Un premier traitement n'amena que peu de changement, et
j'étais assez irrésolu quand les parents m'apprirent, qu'à la
suite d'un purgatif, l'enfant avait rendu des lombrics. Des vermifuges furent donnés et la guérison arriva en dix jours ;

Fidelin.   2 néanmoins à cause de l'état cachectique de l'enfant je crus devoir ordonner des bains de mer à la lame. L'année suivante, la sœur âgée de 11 ans fut atteinte de la même maladie; les vermifuges furent encore employés, et la guérison arriva promptement après l'expulsion de plusieurs lombrics.

Les auteurs fournissent un assez grand nombre d'exemples analogues : 6 ont été rassemblés par M. Mondière, dans son mémoire publié en 1842. Dans un autre cas qu'il a recueilli, la chorée disparut complètement après l'expulsion de **32** lombrics et de **1** tænia : depuis, deux observations ont été publiées par M. Mingues fils, dans la *Revue thérapeutique* du Midi. Hufeland, Schenck, Léveillé, fournissent aussi quelques observations.

N'est-il pas permis de regarder comme des affections vermineuses des chorées qui, résistant à tous les traitements, disparaissent tout à coup par l'emploi des vermifuges, quoique les observateurs n'aient pas eu l'attention de visiter les selles pour voir si elles ne contenaient pas de vers? Ainsi, que faut-il penser de quatre observations du D⁰ Zabriska, rapportées dans le *Journal des connaissances médico-chirurgicales*, et dans lesquelles on voit la chorée ne pas s'amender par les traitements les plus préconisés et disparaître subitement par l'emploi de la *sanicula marylandica*?

Dans la plupart des observations, la chorée a été produite par des lombrics : je n'en ai pas trouvé d'exemples au-dessus de 15 ans. La terminaison a toujours été heureuse.

Asphyxie. Suffocation — On avait trouvé dans les autopsies des vers qui avaient pénétré dans les poumons à ravers des orifices fistuleux : on en avait conclu que les helminthes ne s'introduisaient dans les voies aériennes qu'après la mort. Le contraire est maintenant démontré par les faits et par les symptômes d'asphyxie qui se sont présentés pendant la vie.

Le Dr Aronssohn, agrégé de la Faculté de Strasbourg, ayant été témoin de 3 cas dans lesquels les symptômes d'asphyxie ne reconnaissaient pas d'autres causes que la migration des vers dans les voies aériennes, publia un mémoire sur ce sujet dans les *Archives de médecine* (1836) : il ajoute 3 autres cas à ceux qu'il a observés lui-même. M. Davaine en a rassemblé 8 autres. Une seule fois la guérison eut lieu par l'expulsion du lombric dans un accès de toux.

D'après M. Tonnelé, la présence des vers dans les voies aériennes ne serait pas nécessaire pour produire des symptômes d'asphyxie : la suffocation pourrait être le résultat de la compression de la trachée par des pelotes de lombrics remontant de l'estomac dans l'œsophage.

Les accidents se sont montrés entre 2 ans et 52 ans (Hæring).

Catalepsie. — Pinel (*Nosographie philosophique*), et M. Bouillaud, *Dictionnaire de Médecine pratique* (article Catalepsie), rangent la présence des vers dans le tube digestif parmi les causes productrices de la catalepsie, tandis que MM. Calmeil et Georget (*Dictionnaire de Médecine* en 30 vol.), n'y voient qu'une simple coincidence. Les observations que j'ai pu rassembler, quoiqu'en petit nombre, me paraissent assez concluantes pour mettre cette cause hors de doute. Dans tous les cas, la maladie datant d'une époque plus ou moins rapprochée, a disparu promptement après l'expulsion des vers. La catalepsie s'est rencontrée entre trois et vingt ans.

Des six observations que j'ai trouvées, quatre ont été recueillies par M. Mondière; les deux autres ont été publiées par le Dr Crommelinck dans les *Annales médicales belges*.

Etranglement interne. Iléus. Gangrène. Invagination de l'intestin.

L'agglomération, l'enlacement des vers dans certaines parties du tube digestif, peuvent-ils devenir un obstacle au cours des matières fécales, et produire des symptômes d'iléus? Le journal de *Médecine*, de *Chirurgie*, et de *Pharmacie*, a publié une observation venant à l'appui de cette opinion : à l'autopsie on trouva l'intestin farci de lombrics; une seconde a été rapportée à la Société de Médecine de la Sarthe en 1852, par le Dr Perrin chargé par l'autorité de faire l'autopsie d'un enfant de deux ans, mort tout à coup sans l'assistance d'aucun médecin : il trouva un peloton de lombrics qui oblitérait l'intestin.

Un troisième cas a été publié dans le *Bulletin de Thérapeutique*, en 1838, par le Dr Hospital : un homme de quarante deux ans présentant tous les symptômes de l'étranglement, se trouva à l'agonie, et revint à la vie sous les yeux du médecin en rendant un lombric de quatorze pouces enroulé en peloton.

Campenon parle d'un homme qui succomba en vingt-quatre heures avec des symptômes d'iléus. A l'autopsie, on trouva le cæcum et une partie du colon distendus par trois cent soixante sept lombrics qui avaient amené la gangrène de cette portion de l'intestin.

Le Dr Hospital rapporte dans le *Bulletin de Thérapeutique*, comme produits par la présence des vers deux cas d'invagination d'une anse intestinale irréductible et qui sortit par le rectum. Ces deux observations sont très-détaillées; la présence des vers dans le tube digestif est évidente, et leur position au-dessus de l'invagination a dû être un obstacle à la réduction, mais elle ne saurait expliquer les accidents : chez beaucoup d'individus, ne voit-on pas l'interruption se produire sans rencontrer de vers après la mort dans le tube digestif? Cependant, comme le dit l'auteur, après Morgagni, il est possible que les helminthes par le chatouillement qu'ils exercent sur la muqueuse intestinale douée chez les enfants d'une grande sensibilité, deviennent la cause première des accidents.

Je ne dois pas non plus passer sous silence un

cas remarquable d'invagination intestinale, recueilli et publié par M. Ménard, dans sa Thèse
de doctorat (1872), et caractérisé aussi par
la présence d'un grand nombre d'ascarides lombricoïdes.

Rudolphi n'admet pas que les ascarides puis-
sent apporter un obstacle sérieux au cours ordinaire des matières ; il appuie cette opinion sur des
exemples d'accumulation extraordinaire de vers
chez les animaux et ajoute : « Entre les vers,
quelque accumulés qu'ils soient, le chyme ou les
matières fécales circulent librement, et s'il entre
dans le tube digestif des matières dures, les vers
les détruisent et les déchirent ».

D'un autre côté, si Richter regarde la présence
des vers comme une cause possible d'étranglement des hernies, Bremser combat cette opinion ;
il pense que la réduction des lombrics doit être
facile, étant favorisée par les mouvements de ces
entozoaires, et qu'il ne peut résulter de leur
présence que les effets de l'engouement.

Ces accidents ont tous été produits par des
lombrics et se sont montrés entre dix-huit et
quarante deux ans.

Vers simulant un calcul. — L'introduction de
vers dans la vessie ou dans le canal de l'urèthre,
a pu en s'opposant à l'émission des urines, faire
croire à l'existence d'un calcul. Les Drs Brigham,
Laurence, Harvey, Campbell, Clarke, Arlaud, en
citent des exemples. Le Dr Dreyfus a rapporté à

la Société médicale de Paris, le cas d'une femme atteinte d'une rétention d'urine accompagnée d'une violente inflammation du col de la vessie, qui inutilement combattue par les saignées et les bains, se dissipa après l'expulsion provoquée d'un peloton d'ascarides lombricoïdes. Enfin le D' Graviani de Bastia, parle d'un calcul, développé dans les gencives, qui renfermait aussi des vers.

Tous ces accidents qui se sont toujours terminés par la guérison paraissent propres à l'âge adulte.

Amaurose. — Plusieurs auteurs, entre autres Marjolin et M. Petrequin, admettent l'amaurose vermineuse, et je suis étonné de n'avoir trouvé que sept observations, la dilatation et la difficulté des mouvements de la pupille compliquant, presque toujours les affections helminthiques. Cette maladie s'est montrée entre douze et trente ans.

M. Petrequin, dans son mémoire sur l'amaurose, publié dans les Annales de la Société des sciences naturelles de Bourges, après avoir rapporté un cas remarquable d'amaurose, ajoute que cette maladie se termine promptement, quand la maladie est récente, mais qu'il n'en est plus de même au bout d'un certain temps, et qu'alors elle doit être traitée comme l'amaurose asthénique. N'est-il pas plus rationnel de supposer qu'alors la maladie tient à une autre cause?

Fièvre intermittente. — On a déjà vu que les vers occasionnent des maladies présentant des exacerbations, d'autres fois ils ont produit des accès tellement caractérisés de fièvre intermittente que des pratriciens habiles ont été induits en erreur. M. Cruveilhier avoue avoir pris pour une fièvre intermittente des accidents périodiques dus à des oxyures vermiculaires.

M. Mondière rapporte deux cas de fièvre intermittente guérie par l'expulsion de lombrics : M. Crommelinck a observé, chez un enfant de huit ans, une fièvre intermittente qui fut guérie à la suite de l'expulsion de plus de soixante lombrics.

Aliénation mentale. — Le séjour des vers dans l'économie peut quelquefois déterminer la folie. M. Esquirol a été témoin de plusieurs guérisons survenues tout à coup après l'expulsion des entozoaires. D'après cet auteur, sur sept cent trente cas, vingt-huit folies ne reconnaissent pas d'autres causes. Prost, van Swieten rapportent des observations semblables, et dans le Dictionnaire en trente volumes, Georget admet des folies vermineuses.

Une observation a été publiée par M. Esquirol, en 1832, dans son mémoire lu à l'Institut. Il s'agissait d'un étudiant en médecine, de vingt ans, pris tout à coup de manie qui céda après l'expulsion de lombrics et d'oxyures. Une deuxième, de M. Fourreau de Beauregard, a été lue, en 1835, à l'Académie : Un moine était atteint depuis plusieurs années d'une monomanie homicide qui se dissipa promptement après l'expulsion d'un tœnia. M. Rolland en a publié une autre, en 1845, dans le journal de *Médecine et de Chimie* de Toulouse : un homme de trente-huit ans, atteint d'une manie furieuse qui avait résisté aux moyens ordinaires, la vit disparaître après l'expulsion de plusieurs lombrics. MM. Prost, Michel, Franck, ont eu l'occasion d'observer des faits semblables ; j'en ai moi-même eu un sous les yeux.

Un jeune matelot de 10 ans, embarqué sur un bateau de pêche d'Etretat, présenta il y a environ deux ans, des signes d'aliénation mentale qui le forcèrent d'abandonner son service. Il avait le visage hébété et le regard inquiet, et riait et pleurait sans motif ; il n'avait gardé ni mémoire ni association dans les idées. Ne trouvant chez cet enfant aucune lésion cérébrale ni aucune trace de mauvaises habitudes, je lui donnai des vermifuges qui me parurent indiqués par la grande dilatation des pupilles, l'aspect picoté de la langue, et les antécédents. L'enfant rendit un grand nombre de lombrics et toute trace de sa maladie disparut. Depuis il a repris son service et je n'ai pas entendu parler de récidive.

Il est intéressant de rapprocher de ces faits celui que Zimmermann raconte dans son traité de l'expérience, d'après Pechlin ; il s'agit d'un enfant qui avait une faim insatiable, une mémoire extraordinaire et un génie plus que médiocre, et qui perdit le tout après qu'on l'eut débarrassé des lombrics dont il était affecté.

Consomption, cachexie vermineuse. — Si des vers viennent à s'accumuler dans le tube digestif parceque leur présence est restée ignorée, on voit bientôt les malades tomber dans un état cachectique très-prononcé qui a pu dans certains cas faire soupçonner l'existence de la phthisie. Le journal de *Médecine*, de *Chirurgie* et de *Pharmacie* parle de la guérison imprévue d'un enfant qui arrivé au dernier degré du marasme se rétablit après l'expulsion de lombrics.

On trouve un cas à peu près semblable dans le *Journal de médecine pratique* 1831 ; il est question d'une jeune fille de 12 ans, chez laquelle on avait diagnostiqué une phthisie au 3ᵉ degré, et qui se rétablit à la suite d'une indigestion qui avait provoqué l'expulsion d'un peloton de lombrics. Baron, dans le même journal, 1831, rapporte l'histoire d'un homme de 54 ans, sujet à des hémoptysies, qui avaient fait croire à l'existence de la phthisie et qui ne reconnaissaient d'autre cause que la présence d'un lombric de 8 lignes dans les fosses nasales.

Entérite, dysentérie. — Souvent les helminthes sont la cause d'entérites légères : dans quelques cas, ils ont produit des entérites intenses se terminant plus ou moins promptement par la mort, et dans lesquelles l'autopsie a démontré que c'était seulement aux vers qu'il fallait attribuer les accidents.

Drelincourt trouva dans le colon d'un homme mort de coliques violentes, un grand nombre de lombrics. Il n'y avait pas d'autre cause apparente.

Baumes a observé une dysentérie rebelle, qui se termina brusquement par la guérison après l'expulsion d'une énorme quantité de lombrics. Citons encore une dysentérie mortelle causée par des vers, en 1608, chez l'enfant de Du Périer (*Bonet, sepulchretum anatomicum.*)

Surdité et surdi-mutité. — Dans un cas qui paraît incontestable, un lombric est sorti par le conduit auditif externe, après avoir produit divers accidents de surdité.

Une cause mécanique n'est pourtant pas nécessaire. Ainsi, le Dr Schleifer a consigné dans un journal allemand, l'histoire d'un enfant de 9 ans qui, à la suite d'une maladie cutanée, devint tout-à-coup sourd-muet, et tomba dans l'étisie, avec les yeux fermés et l'haleine fétide ; il fut guéri par les vermifuges qui le débarrassèrent de 97 lombrics et d'un grand nombre d'oxyures. Dans le *Recueil périodique*, 1804, on trouve l'observatiou détaillée d'un jeune homme qui, après avoir présenté les symptômes les plus bizarres, parmi lesquels la surdi-mutité, fut guéri par le seul emploi des vermifuges : il rendit environ 200 lombrics.

Dans l'ouvrage de M. Hubert Valleroux (*Essai sur les maladies de l'oreille*), on trouve encore l'observation d'un enfant de 6 ans, qui fut atteint d'une surdité d'abord intermittente, puis continue, qui ne céda qu'aux vermifuges.

Paralysie. — Chez une jeune fille de 9 ans, il y avait paralysie et anesthésie des membres : elle fut guérie après l'expulsion de lombrics. (*Calvert Holland, Gazette médicale*, 1845, page 655). Chez une jeune dame, la paralysie était commençante et accompagnée d'autres accidents nerveux. Elle ne reconnaissait d'autres causes que la présence d'un lombric. (Burdin, 1837. *Journal de médecine et de chirurgie pratiques.*)

La 3° observation est de Mœnnich : la paralysie était accompagnée de strabisme : l'enfant, âgé de 3 ans, fut guéri après l'expulsion de 18 ascarides lombricoïdes.

Carreau. — Le *Bulletin de thérapeutique* rapporte l'observation d'un jeune enfant qui rendait continuellement des vers et qui présentait des tumeurs abdominales qui furent crues tuberculeuses. Le dépérissement continua, et l'enfant, parvenu au dernier degré du marasme, succomba dans le coma. A l'autopsie, on ne trouva qu'un grand nombre de lombrics dans l'intestin. Ce qu'on avait pris pour des tubercules mésentériques était constitué par des pelotons de vers dont un grand nombre s'étaient introduits dans les conduits qui s'ouvrent dans l'intestin.

J'ai été témoins dé deux cas semblables, dont le résultat a été plus heureux.

Un enfant scrofuleux de 5 ans, présentait tous les symptômes du carreau : il est vrai que sa mauvaise constitution prêtait à cette supposition. On constatait au palper des tumeurs avec empâtement qui en imposaient pour des tubercules. L'enfant rendant des oxyures, j'administrai pendant plusieurs semaines des vermifuges qui, en débarrassant l'économie d'un uombre incalculable d'oxyures, firent disparaître les prétendues tumeurs tuberculeuses. Pendant deux ans l'enfant eut des rechutes fréquentes et la guérison ne fut obtenue radicalement qu'après amélioration de l'état cachectique.

Le second enfant (7 ans) présentait des symptômes analogues et fut guéri par la même médication.

Epilepsie. — M. Georget (dictionnaire en 30 volumes), range les vers parmi les causes déterminantes de l'épilepsie ; mais il croit que c'est là un effet fort rare. M. Hébréard, médecin de Bicêtre, n'y voit qu'une complication fâcheuse, capable de rapprocher les accès sans les produire. Cependant, il existe des exemples authentiques rapportés par les médecins de province. M. Mondière, dans son mémoire, réunit 21 cas dans lesquels, dit-il, on ne saurait attribuer la maladie à une autre cause ; il est vrai que les malades ont rendu des tænias.

Une observation a été publiée en 1831, dans le *Journal de médecine pratique* : un enfant de 7 ans, ayant des attaques d'épilepsie, fut guéri après l'expulsion de lombrics. Une autre, publiée par M. Michel, dans le *Bulletin de thérapeutique*, parle d'une jeune fille de 10 ans, qui fut guérie par les vermifuges ; elle rendit des lombrics. Dans aucun cas, il n'y eut récidive.

Bartholin et Stahl ont observé chacun un cas d'épilepsie entretenue par des oxyures.

Spermatorrhée. — Une observation très-remarquable a été citée par M. Lallemand, dans son ouvrage : les accidents étaient dus à la présence des oxyures dans le rectum. L'incontinence nocturne d'urine, l'onanisme, le satyriasis, peuvent reconnaître la même cause. M. Lallemand a parfaitement indiqué l'origine et le remède de ce genre d'affections vermineuses.

Aménorrhée. — Dans une observation recueillie dans le mémoire de M. Mondière, l'aménorrhée, survenue tout-à-coup chez une jeune fille, était accompagnée d'aphonie. Dans une autre, publiée dans les annales de la Flandre occidentale, par M. Van Oge, l'aménorrhée était simple. L'expulsion des lombrics a été suivie d'une prompte guérison, et l'aphonie a disparu en même temps.

Nymphomanie. — Les oxyures vermiculaires ont souvent déterminé la nymphomanie : leur présence dans le rectum suffirait pour l'expliquer, mais de plus, il leur arrive parfois de se porter à l'extérieur, pour de là remonter, chez la femme, dans le vagin, et même dans l'urèthre et dans la vessie. Ces vers trouvent, dans l'endroit qu'ils occupent habituellement, les circonstances les plus favorables à leur pullulation ; leur petitesse, les plis du rectum, au milieu desquels ils se cachent, leur permettent d'échapper en partie aux moyens qu'on emploie pour les détruire, et lorsqu'on croit en avoir débarrassé les malades, ils ne tardent pas à manifester de nouveau leur présence par les symptômes les plus importuns.

On a aussi plusieurs fois remarqué que les oxyures vermiculaires, en se portant chez les femmes du côté de la vulve, produisaient une leucorrhée assez abondante : deux cas de ce genre ont été publiés par le Dr David, dans la *Gazette. médicale*, 1843.

Chez l'homme, j'ai rencontré un priapisme produit par des oxyures : un berger, âgé de 62 ans, éprouvait toutes les nuits des érections qui commençaient par un chatouillement à l'anus; j'examinai le malade, et je trouvai des oxyures en grand nombre autour de l'anus. Des vermifuges guérirent promptement ce regain de jeunesse.

Il n'est pas de médecin qui n'ait souvent rencontré du prurigo analis, qui ne reconnaissait pas d'autre cause que les vers. Il est même probable que la spigelia marylandica regardée par les Américains comme spécifique contre le prurigo anal, ne doit sa réputation qu'à ses propriétés anthelminthiques.

Hémorrhagie. — Les lombrics, en perforant une artériole intestinale, auraient, selon Charcellay, déterminé la mort : cette opinion semblait du reste justifiée par les détails nécropsiques, mais M. Davainne ne croit pas qu'il soit possible d'attribuer la perforation aux lombrics trouvés par M. Charcellay.

L'autre observation, dont j'ai déjà parlé, est

un peu plus douteuse : une hémoptysie duran
depuis quelques années, disparut tout à coup
après la sortie d'un lombric par les fosses nasales.

On trouve encore comme observations intéres-
santes :

1° Tétanos traumatique occasionné par une
perforation de l'intestin par des lombrics ;

2° Chlorose vermineuse (Beauclair et Viguier);
il est probable que dans ce cas la chlorose n'était
qu'une cachexie vermineuse ;

3° Un cas d'hystérie grave, ayant persisté plus
d'un an, chez une jeune fille de 9 ans : guérison
par l'évacuation d'un nombre immense d'ascarides
lombricoïdes et d'oxyures ;

4° Cardialgie accompagnée de gastrite intense
(Fernand de Quissac);

5° Une maladie prise pour une pleurésie par le
Dr Perroy : résistant aux saignées et aux vésicatoires, elle ne disparut que par les vermifuges
qui amenèrent l'expulsion de 97 lombrics (*Gazette
médicale* de Dijon) ;

6° Fièvre gastrique intense avec des convulsions (Dr David).

7° Fièvre ataxique, suite de pneumonie (M. Prus).

8° Un lombric parvenu dans le canal nasal
d'une femme en a imposé pour une tumeur la-
crymale.

9° Hydrophobie rabiforme (?) (M. Serres) : un
enfant de 8 ans, après avoir été mordu par un
chien, mourut avec tous les symptômes de la

rage : à l'autopsie, des ascarides dans le tube digestif, parurent seuls expliquer les accidents (?). Il faut rapprocher de cette opinion celle de M. Foureau de Beauregard qui, après avoir rapporté 2 cas de manie furieuse, déterminée par des tænias, arrive à penser que cet helminthe, dont la présence est si fréquente chez le chien, peut bien déterminer la rage. M. le professeur Burgraeve (de Gand), rapporte encore un cas d'hydrophobie hystérique, survenue chez un homme de 58 ans, qui n'avait jamais été mordu et qui mourut dans un état de congestion cérébrale après avoir présenté tous les signes de l'hydrophobie la mieux caractérisée. A l'autopsie, on ne trouva pour expliquer les accidents qu'une pelote de lombricoïdes au bas de l'œsophage : c'est à la présence de ces parasites que M. Burgraeve attribue les accidents (*Gaz. des hôp.*, 1854, p. 449).

Dans différentes autopsies, on a rencontré des vers dans les voies biliaires et dans le foie : selon M. Cruveilhier, cette introduction ne pourrait avoir lieu qu'après la mort ou dans les derniers moments de l'agonie chez les individus prostrés, peu sensibles aux stimulants extérieurs, parce que la grande vitalité des orifices muqueux doit mettre un obstacle au passage. Mais si des lombrics peuvent traverser les parois intestinales, ne peut-on leur supposer assez de force pour pénétrer dans des canaux étroits? Nous avons vu que ces faits sont difficiles à admettre.

Fidelin.   3

Enfin, on a fait jouer aux helminthes un grand
rôle dans le choléra : aussi certains médecins ont-
ils préconisé les vermifuges dans la première
période de cette maladie. Le Dr Gros, dans l'épidémie de 1848 à Moscou, a constaté l'existence de
lombrics chez plus de 1200 individus. Déjà, en 1837,
dans un mémoire présenté à l'Académie, on avait
indiqué la présence de différentes espèces de vers
et surtout d'un grand nombre de tricocéphales
chez les individus morts à Naples pendant l'épidémie cholérique. Ces helminthes se rencontraient
aussi chez les individus qui mouraient d'une autre
maladie. Cette remarque est d'autant plus impor-
tante, qu'en temps ordinaire le tricocéphale est
fort rare à Naples.

M. Beau a pensé aussi que l'existence de lombrics dans le canal intestinal prédispose au choléra. Cette coïncidence s'est souvent rencontrée,
en 1854, chez les malades admis dans son service,
soit pendant la maladie, soit à l'autopsie.

J'ai vu des lombrics dans les matières rendues
par les cholériques, mais je n'y ai attaché aucune
importance; l'existence des lombrics étant fort
commune dans la région où j'ai observé ces cas,
il me semblait fort naturel d'en rencontrer au
milieu de tant d'évacuations.

En résumé, les helminthes peuvent donc produire un grand nombre de maladies fort différentes, et si dans certains cas il a fallu 397 lombrics pour déterminer des phénomènes sympathiques, souvent un seul a suffi en raison de

l'idiosyncrasie du sujet, à cause de la position, à cause de toute autre circonstance particulière, pour donner lieu à des accidents graves. Il faut reconnaître ceci avec l'auteur du *Dictionnaire de médecine*. « Il n'est pas en pathologie de difficulté plus grande que celle qui consiste à distinguer les accidents qui peuvent être rapportés aux vers intestinaux de ceux qui sont étrangers à cette cause. »

Dans la plupart des traités de médecine, la symptomatologie vermineuse est fort incomplète, et beaucoup, en donnant l'expulsion des vers comme le seul signe certain de leur présence, exposent le médecin à bien des erreurs, car l'expérience a prouvé qu'on pouvait rendre un ou plusieurs vers sans en avoir d'autres, et que d'autres fois on pouvait en avoir les intestins pour ainsi dire farcis sans en rendre un seul.

Toutes les fois que dans une contrée où les vers règnent endémiquement, on ne peut reconnaître la cause d'une maladie, et quand une thérapeutique rationnelle n'amène aucun amendement, je pense qu'il est bon de donner les vermicides, et cela avec d'autant plus de confiance qu'ils sont innocents. Dans nos campagnes, les mères, dans la crainte des vers, bourrent leurs enfants de semen-contrà, de mousse de Corse, de tanaisie, etc., et jamais il n'arrive d'accidents à la suite de ces médications souvent intempestives.

Il existe d'ailleurs un habitus général en rap-

port avec la présence des vers dans l'économie ;
c'est le facies vermineux des auteurs : teint ter-
reux ou verdâtre, passant alternativement de la
pâleur à la rougeur, visage légèrement bouffi,
yeux cerclés de noir, conjonctives bleuâtres, pupilles dilatées, physionomie triste et abattue. A
cela il faut ajouter : le prurit des narines, des épi-
staxis fréquentes, la fétidité de l'haleine, la sali-
vation, le pointillé rouge de la langue, un appétit
exagéré ou depravé, le ballonnement du ventre,
une sensation de picotement et de gargouille-
ment autour de l'ombilic, la constipation ou la
diarrhée, des démangeaisons insupportables à
l'anus, l'incontinence d'urine, la spermatorrhée,
l'aménorrhée, des palpitations de cœur, la tendance aux syncopes, une toux quinteuse ou con-
vulsive, enfin les troubles cérébraux les plus va-
riés.

Parmi les symptômes, la dilatation des pupilles, la teinte bleuâtre des conjonctives et l'aspect picoté de la langue, sont ceux que j'ai le plus
souvent remarqués dans les observations que j'ai
parcourues. La réunion de ces signes en l'absence
de toute lésion organique est un élément pré-
cieux de diagnostic.

Les maladies vermineuses sont tantôt le résultat d'une action mécanique (abcès, entérites,
iléus, etc.), tantôt le résultat d'une action sym-
pathique, (convulsions, chorée, folie, etc.), que
M. Raspail essaie d'expliquer par une théorie fort
hypothétique. «La différence des symptômes dé-

pendra de la localité envahie et du nombre crois-
sant ou décroissant des vers, et il y aura trêve ou
intermittence quand l'helminthe digérera, qu'il
cuvera les sucs et le sang soustraits à un malade, accès quand il se remettra à l'œuvre ou
qu'il changera de place, quittant une surface
épuisée pour une surface fraîche et non encore
entamée, ou bien enfin à chaque éclosion d'une
nouvelle génération. Les accès quotidiens sont
dus au réveil des helminthes, et les helminthes,
insectes nocturnes, dorment et digèrent le jour
et se remettent à l'œuvre le soir. Les autres accès à plus grande distance, trois ou quatre jours,
seront le résultat de l'incubation des œufs, ou celui
du temps qu'il faudra à ces hordes pour épuiser de
ses sucs une surface envahie. « (Histoire naturelle
de la santé et de la maladie chez les végétaux
et les animaux en général, et en particulier chez
l'homme.)

D'après les observations ci-dessus, on voit que,
contrairement à l'opinion généralement admise,
les lombrics produisent des accidents plus graves
et plus fréquents que les oxyures ; que les maladies occasionnées par ces derniers se montrent
généralement vers la fin du tube digestif et vers
les organes génitaux. Si l'on en croit M. Valleix,
il est presque sans exemple que les enfants d
moins de 6 mois soient atteints de vers : cependant M. Graetzer, dans un ouvrage sur les maladies du fœtus, a prétendu que la présence des
vers intestinaux dans le fœtus humain était fort

commune. On a plusieurs fois rencontré des helminthes dans les premières selles des nouveau-
nés.

TRAITEMENT.

Les vermifuges proprement dits sont généralement impuissants pour combattre les accidents
que je viens de mentionner, et les vermicides ordinaires, tanaisie, absinthe, spigélie, ail, n'ont
pas assez d'action : c'est aux vermicides énergiques qu'il faut avoir recours : ceux que je regarde comme les plus efficaces, sont le calomel
et le semen-contra. Malheureusement l'emploi
du premier qui se recommande chez les enfants
par son peu de saveur exige de trop grandes
précautions pour devenir d'un emploi journalier.
On le donne suivant les âges, à la dose de 5 centigrammes jusqu'à 1 gramme. Il a l'avantage
d'être à la fois vermicide et vermifuge.

Le semen-contra est considéré par le professeur Hufeland comme le vermicide le plus effi-
cace et comme celui qui convient le mieux à
toutes les espèces. On l'a donné soit en poudre,
soit en décoction, soit en grains, et l'on n'a jamais
vu d'accidents survenir à la suite de son emploi,
malgré des doses quelquefois exagérées. Le seul
phénomène un peu remarquable qui pourrait inquiéter un médecin peu habitué à employer ce
vermicide est une certaine perversion de la vision : quelques heures, parfois même immédiatement après l'ingestion du semen-contra, le

malade aperçoit les objets colorés en jaune verdâtre : « il croit être au moment d'une éclipse de
soleil. ». Les myopes, surtout, sont exposés à cet
accident qui est moins fréquent quand le temps
est couvert. Ce phénomène a été signalé par plusieurs auteurs, comme se produisant assez souvent
après l'ingestion de la santonine : il trouve peut-
être son explication dans une coloration en jaune
du sérum du sang. Le Dr Zimmermann suppose
cette coloration du sérum du sang, à cause de
celle de l'urine qui devient de couleur de citron
ou d'orange : il a observé plusieurs fois sur lui-
même la propriété qu'a la santonine de colorer
l'urine en jaune ; il s'est assuré que cette couleur
n'était pas due à la présence de la bile (*Gazette
médicale*, 1854, p. 313).

La dose de semen-contrà varie de 2 à 4 grammes. La saveur nauséabonde de ce médicament
en rend l'emploi fort difficile chez les jeunes enfants : dans ce cas il faut recourir à la santonine
qui jouit des mêmes propriétés et n'a aucun goût
désagréable ; la dose doit être de 5 à 15 centigrammes par jour ; administrée à 50 ou 60 centigrammes, comme le veut M. Mialhe, elle pro-
voque souvent des coliques et cette perversion de
la vue qui ne laisse pas que d'inquiéter les parents.

Il ne faudrait pas, dans l'intention d'employer
des vermifuges énergiques, employer des tœni-
fuges pour combattre les maladies dues à la pré-

sence des lombrics et des oxyures, l'expérience n'ayant pas démontré qu'ils aient un effet bien marqué sur ces helminthes : le contraire semble prouvé pour le kousso : le Dr Van Coetsem ayant eu à traiter un cas d'helminthiase dans lequel il se présentait des tœnias et des lombrics, fut obligé, après avoir réussi seulement à expulser les tœnias par le kousso, d'employer le calomel contre les lombrics.

Le sel marin est un assez bon vermicide : chez les chiens son emploi est très-efficace pour combattre les lombrics. Le Dr Dyer, médecin de la marine à l'île Saint-Maurice, croit avoir constaté que la présence des vers si commune chez les nègres tenait à ce que leur nourriture était composée d'aliments peu ou point salés, et que les accidents disparaissaient promptement quand on y ajoutait une petite quantité de sel.

Une cuillerée de sel le matin serait un excellent vermifuge. (*Gazette médicale*, 1834.)

D'après la théorie de MM. Viguier et Beauclair, l'helminthogénésie tenant à l'augmentation des sécrétions acides du tube digestif, il faudrait avoir recours à l'usage de l'huile de foie de morue, associé à celui des alcalins. L'effet n'a-t-il pas ici été pris pour la cause ?

L'huile de ricin peut expulser le tœnia, et détruire les ascarides : il faut la donner à la dose de 60 grammes et même davantage.

La mousse de Corse est utile, à la condition d'être récente et non falsifiée.

Dose : en poudre, 2 à 4 gr. En infusion, 8 à 16 gr. pour une tasse d'eau ou de lait.

L'ail, le camphre, l'essence de térébenthine, le pétrole, le soufre en poudre, les sulfites alcalins, sont très-utiles et peu dispendieux.

La spigélie, le figuier de Cayenne, le kamala, sont peu usités en France.

Les substances amères sont en général vermifuges : aloès, noix vomique, quinquina, simarouba, quassia amara, etc.

L'hydrofluosilicate de potasse, à la dose de 5 centigrammes à 1 gramme dans un verre d'eau sucrée, produit un effet rapide : il est bon de faire suivre son emploi d'une purgation à l'huile de ricin : du reste la médication purgative sera toujours associée d'une manière avantageuse aux vermifuges proprement dits, soit qu'on la mette en usage en même temps qu'eux, soit qu'on l'emploie après quelques jours de leur administration et pour en compléter les effets.

Pour les oxyures vermiculaires, il est souvent indispensable de joindre aux médicaments pris par la bouche d'autres vermifuges portés directement dans le rectum. On emploiera les lavements d'eau froide, les lavements aux plantes anthelminthiques, les mercuriaux et surtout l'onguent gris, les lavements de savon, de sel marin, d'éther sulfurique, d'eau sucrée, d'eau chargée de vinaigre, de suie de bois, d'acide arsénieux ; les lavements à l'huile de ricin, à l'huile d'olive

pour calmer les démangeaisons, à l'eau de chaux ;
à l'azotate d'argent dans les cas rebelles, à la
dose de 0,50 à 0,75 pour 125 grammes, trois lavements à un jour d'intervalle.

Résumé

Les maladies vermineuses, quoique bien plus
restreintes qu'on ne l'a cru autrefois, existent cependant et causent parfois des accidents graves,
même la mort.

Elles disparaissent en général promptement
quand un traitement vermicide énergique débar-
rasse l'économie des entozoaires,

La diversité des accidents ne permet pas d'éta-
blir une symptomatologie complète : la dilatation des pupilles, la teinte bleuâtre de la con-
jonctive et l'aspect picoté de la langue sont les
signes les plus constants. Il n'est pas prudent
d'attendre l'expulsion spontanée d'helminthes
pour administrer les vermicides. Plus fréquentes
dans la première enfance, les maladies vermineuses peuvent se rencontrer dans la vieillesse.
Elles peuvent régner épidémiquement et endémiquement.

Si l'on compare entre eux les accidents produits par les ascarides lombricoïdes et les oxyures

vermiculaires. on trouve que les premiers sont plus fréquents et plus graves comme terminaison que les seconds.

Parmi les vermicides le semen contrà et la santonine sont ceux qui, à la fois, méritent le plus de confiance et présentent le moins de danger.

Paris. A. Parent, imprimeur de la Faculté de Médecine, rue Mr-le-Prince, 31.